FACULTÉ DE MÉDECINE DE PARIS

Année 1882

THÈSE

N° 248

POUR

LE DOCTORAT EN MÉDECINE

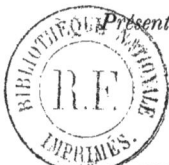

Présentée et soutenue le 20 juillet 1882, à 1 heure.

Par Carle GESSARD,

Né à Paris, le 3 octobre 1850,
Pharmacien aide-major au Val-de-Grâce.

DE LA PYOCYANINE ET DE SON MICROBE

COLORATIONS QUI EN DÉPENDENT DANS LES LIQUIDES ORGANIQUES

(PUS ET SÉROSITÉS, SUEUR, LIQUIDES DE CULTURE)

APPLICATIONS CLINIQUES.

Président : M. BOUCHARD, *professeur.*
Juges : MM. { HARDY, *professeur.*
{ DEBOVE, TROISIER.

Le Candidat répondra aux questions qui lui seront faites sur les diverses parties de l'enseignement médical.

PARIS

A. PARENT, IMPRIMEUR DE LA FACULTÉ DE MÉDECINE

A. DAVY, Successeur

29-31, RUE MONSIEUR-LE-PRINCE

1882

FACULTÉ DE MEDECINE DE PARIS

Doyen.................... M BÉCLARD.

Professeurs.......... MM.

Anatomie..	SAPPEY,
Physiologie.....................................	BÉCLARD.
Physique médicale............................	GAVARRET.
Chimie organique et chimie minérale........	WURTZ.
Histoire naturelle médicale..................	BAILLON,
Pathologie et thérapeutique générales........	BOUCHARD.
Pathologie médicale...........................	{ JACCOUD. { PETER.
Pathologie chirurgicale.......................	{ GUYON. { DUPLAY.
Anatomie pathologique........................	CORNIL.
Histologie......................................	ROBIN.
Opérations et appareils.......................	LE FORT.
Pharmacologie..................................	REGNAULD.
Thérapeutique et matière médicale...........	HAYEM.
Hygiène...	BOUCHARDAT.
Médecine légale................................	BROUARDEL.
Accouchements, maladies des femmes en couche et des enfants nouveau-nés...............	PAJOT.
Histoire de la médecine et de la chirurgie	LABOULBÈNE
Pathologie comparée et expérimentale	VULPIAN.
Clinique médicale.............................	{ ISEE (G.) { LASÈGUE. { HARDY. { POTAIN.
Maladies des enfants..........................	PARROT.
Clinique de pathologie mentale et des maladies de l'encéphale...........................	BALL.
Clinique des maladies syphilitiques........	FOURNIER.
Clinique des maladies nerveuses..............	CHARCOT.
Clinique chirurgicale..........................	{ RICHET. { GOSSELIN. { VERNEUIL. { TRELAT.
Clinique ophthalmologique...................	PANAS.
Clinique d'accouchements....................	DEPAUL.

DOYENS HONORAIRES : MM. WURTZ et VULPIAN.

Professeurs honoraires :

MM. le baron J. CLOQUET et DUMAS.

Agrégés en exercice.

MM.	MM.	MM.	MM.
BERGER.	GAY.	LEGROUX	REMY.
BOUILLY.	GRANCHER.	MARCHAND.	RENDU.
BOURGOIN	HALLOPEAU.	MONOD.	RICHET.
BUDIN.	HENNINGER.	OLLIVIER.	RICHELOT.
CADIAT.	HANRIOT.	PEYROT.	STRAUS.
DEBOVE.	HUMBERT.	PINARD.	TERRILLON.
DIEULAFOY.	LANDOUZY.	POZZI	TROISIER.
FARABEUF, chef	JOFFROY	RAYMOND.	
des travaux ana-	DE LANESSAN.	RECLUS.	
tomiques.			

Secrétaire de la Faculté : CH. PUPIN.

DE LA PYOCYANINE

ET DE SON MICROBE

COLORATIONS QUI EN DÉPENDENT DANS LES LIQUIDES
ORGANIQUES : PUS ET SÉROSITÉS, SUEUR, LIQUIDES DE CULTURE

APPLICATIONS CLINIQUES

INTRODUCTION

On a observé de tout temps des colorations anormales des liquides organiques, du pus, de la sueur, etc. On a noté les circonstances où elles étaient apparues, les conditions et les conséquences de leur développement. On éclairait ainsi la pathogénie de ces phénomènes et on en fixait la signification pronostique. Mais pour en pénétrer les causes, il était nécessaire de recourir à l'expérimentation avec les ressources qu'offrent la physique et la chimie. Les auteurs modernes l'ont entrepris ; ils ont différé dans l'interprétation de ces faits extraordinaires. Ainsi, pour expliquer la coloration bleue du pus ou des pansements, qui a été le point de départ de mes recherches, ils ont successivement invoqué, avec l'examen microscopique : un champignon, une algue, des vibrions ; avec l'analyse chimique, des principes divers : bleu de Prusse, sulfure et phosphate de fer, tournesol, indigo, pyocyanine. Je ne prétends point faire ici la critique de ces différentes opinions. Il serait téméraire de l'entreprendre, en l'absence de constatation personnelle ; on doit s'arrêter devant la concordance des observations dans certains cas, devant l'autorité des observateurs dans d'autres. Dans les cas qui se sont offerts à mon étude, une seule cause était manifeste ; je traiterai seulement des faits qui ont rapport à la présence de la pyocyanine dans les liquides organiques. On caractérise très facilement ce principe chimique. La pyocyanine donne des solutions bleues ou vertes qu'un acide fait passer au rouge ; un alcali ramène la couleur primitive. Cette réaction est applicable à la clinique même ; elle n'exige pas le matériel d'un laboratoire, elle se fait bien sur les linges, dans les sérosités, au lit du malade. Elle m'a servi à éprouver les cas que j'ai pu observer et à choisir entre ceux que les auteurs rapportent en les appuyant de données chimiques.

Le fait d'avoir reconnu dans la pyocyanine la cause de certaines colorations anormales, ne résout pas la question d'origine du principe même. Elle ne doit pas être indifférente. Outre qu'elle satisfera un besoin scientifique, cette connaissance peut permettre de prononcer plus sûrement sur le sens qu'il faut attacher à l'apparition d'un phénomène encore fréquent. Les observateurs se divisent aussi sur cette question. Les uns croient à un produit sécrété ou à l'altération sous certaines influences d'une sécrétion de l'organisme, ce qui justifie l'expression ancienne de *pus bleu.* Les autres mettent en dehors de l'organisme la cause de la *coloration bleue des pansements*. C'est à cette dernière interprétation que je me rattache et que j'apporte une démonstration par mes expériences. La présence de la pyocyanine dans un milieu organique est corrélative du développement d'un microbe dans ce milieu. Elle est son produit de sécrétion.

Ces conclusions pouvaient résulter, semble-t-il, des recherches antérieures. On avait reproduit ce phénomène de coloration sur des linges humides, loin d'une plaie, mettant en évidence ainsi son caractère contagieux, indépendant de toute participation de l'économie; l'observation microscopique révélait des organismes dans tous les cas, certaine forme même prédominante. Mais la conclusion, déduite des expériences telles qu'elles ont été faites, se heurte aux objections constantes : la diffusion de ces êtres microscopiques, leur fréquence dans tout milieu organique, la présence de formes semblables dans les mêmes conditions de milieu, sans qu'aucune coloration en résulte. La preuve doit être faite par des procédés plus rigoureux. L'admirable méthode de Pasteur les fournit.

C'est ici le cas qui se présente sans cesse, depuis que l'attention est attirée sur le rôle des infiniment petits : un phénomène, un ensemble de symptômes à la production desquels semble concourir un organisme déterminé, en raison d'un coexistence constante. La méthode des cultures permet seule de passer de cette relation de concomitance facile à saisir et, pour ainsi dire, banale à une relation de causalité incontestable (1). On recueillera cet organisme dans le milieu où on lui attribue une action spécifique ; on le transportera dans un milieu différent, on l'y cultivera

(1) Duclaux. Ferments et maladies, p. 13 et suiv.

Gessard.   2 dans des conditions qu'on est maître de régler, de façon à écarter tout développement de vie parallèle, tout corps quelconque étranger à l'organisme, toute cause de confusion en un mot. Après un certain nombre de cultures successives, on le mettra en demeure de reproduire dans les conditions originelles le phénomène initial : il n'y saurait faillir s'il était réellement cause.

J'expose dans les pages qui suivent comment j'ai appliqué cette méthode à l'étude du microbe qui produit la pyocyanine dans divers liquides organiques.

Je passe en revue dans une première partie les travaux qui ont abouti : 1° à l'extraction de la pyocyanine ; 2° à l'isolement de son microbe. C'est l'ordre de succession des découvertes qui ont procédé de l'effet à la cause. En raison de certains avantages pour l'exposition, je le garderai pour étudier le principe chimique dans la seconde partie, le microbe dans la troisième. Les applications cliniques découlent des connaissances ainsi acquises et forment un quatrième chapitre.

I

Historique.

C'est dans les pansements, à la surface des plaies qu'on a le plus souvent occasion d'observer les colorations dues à la pyocyanine : la sérosité qui les imbibe paraît bleue ou verte. Ce fait singulier a été l'objet de recherches nombreuses jusqu'au jour où Fordos isola le principe chimique à l'état de pureté par des traitements appropriés des linges à pansement. L'historique de la pyocyanine se confond donc avec celui de la suppuration bleue, pour employer l'expression usitée en clinique. L'interprétation du phénomène que cette expression implique a suggéré, comme l'indique l'étymologie, la dénomination du principe chimique même (1).

Le terme de pyocyanine cependant consacrait une erreur. On la relevait bien avant qu'on eût nettement caractérisé la cause indépendante d'une sécrétion quelconque de l'économie ; une observation attentive faisait rejeter les expressions de pus bleu et de suppuration bleue pour toute une catégorie de faits : ce sont ceux précisément où l'essai chimique décèle le principe si improprement dénommé.

Sédillot remarqua le premier qu'au moins tous les éléments du pus n'étaient pas indispensables à la production des phénomènes de coloration.

(1) πῦον, pus; κυανὸς, bleu.

Il observait, en 1845, un officier opéré d'un testicule can-
céreux. Chaque jour, cinq ou six compresses du pansement étaient imbibées d'une suppuration bleue très abondante. « Toutefois, il serait plus exact de dire qu'il y avait
sécrétion d'une sérosité d'un bleu clair, car le liquide était
aqueux et les globules du pus s'y trouvaient en faible
quantité (1). » En 1850 (2), dans la relation de six nouveaux cas, Sédillot insistait sur une observation de frac-
ture compliquée de la jambe, offrant une petite plaie de
deux centimètres : « Des compresses, trempées dans une
décoction émolliente, furent appliquées depuis le pied jusqu'au-dessus du genou, et trois jours plus tard les compresses, les bandes contentives et les alèses étaient entiè-
ment colorées en un beau bleu. Il était évident que toutes
ces pièces de pansement n'avaient pas été imprégnées de
pus. Ainsi ce n'était pas un pus bleu qui s'était produit :
le microscope ne montra pas de globules purulents ; c'est
une matière colorante accidentelle qui, recueillie par
expression et par lavage, rougissait légèrement par les acides et était ramenée au bleu par les alcalis (3). » Dans
tous les cas où s'est rencontré le même phénomène, on
notait que cette teinte bleue était bornée aux pièces superficielles du pansement, imbibées de fomentation émolliente, tandis que les pièces plus profondes et immédiate-
ment en contact avec les plaies et le pus n'offraient aucune
coloration anormale. Ces faits entraînaient « la négation

(1) Gaz. méd. de Strasbourg, 1849. Leçons sur les tumeurs. Docteur
Weiss.
(2) Mém. de la Soc. de biologie, t. II, p. 73. Sur la nature et les causes des suppurations bleues.
(3) Cette réaction est indiquée déjà dans un travail de Conté. Recherches pour servir à l'histoire de la suppuration, in Gaz. méd. 1842.

des suppurations bleues, dont la production s'expliquerait par une modification particulière de la sérosité, maintenue à une température rapprochée de celle du corps ». Sédillot demande à l'expérience la confirmation de ces vues et fixe la technique qui sera suivie par tous ceux qui s'occuperont de cette question. « La liqueur en expérience est versée sur des compresses et une bande appliquée autour d'un genou traumatiquement enflammé et tout l'appareil est entouré de coton et de taffetas ciré et fréquemment imbibé pour en éviter la dessiccation. » On obtenait la coloration dans ces conditions en employant exclusivement la sérosité du sang, ne faisant d'ailleurs usage que de linge neuf, lavé à l'eau distillée. L'expérience poursuivie dans les conditions du laboratoire, en maintenant les compresses imbibées de sérum sous une cloche de verre, à la chaleur de l'étuve, réussit aussi bien entre les mains de Hepp et de Roucher. Ceux-ci conclurent de l'analyse chimique à l'analogie du principe colorant avec les matières de nature et d'origine végétales.

Pétrequin (1) est amené, comme Sédillot, à conclure que le pus n'est pas bleu; qu'il n'existe pas à proprement parler de suppuration bleue. Les pièces à pansement seules sont colorées. Il distingue entre les parties profondes en contact avec le pus qui offrent une coloration verte et les couches superficielles « évidemment bleues ou d'un vert bleu ». Tandis qu'il prétend par ses expériences démontrer que la teinte verte est due à une production de sulfure de fer, il remarque fort nettement que la coloration bleue, offrant à peu près la nuance d'une solution de sulfate de cuivre, se comporte avec les réactifs comme les matières

(1) Rev. méd. 1852, t. I. Mémoire sur les suppurations bleues.

colorantes bleues d'origine végétale. Il croirait volontiers
à une même origine que pour le bleu de tournesol ; la nature du linge et son mode de lessivage pourraient avoir
une part à la production du phénomène. Hiffelsheim (1)
apportait la même année à la Société de Biologie une observation de suppuration bleue de vésicatoire ; à la suite
de ses recherches chimiques il écartait tout composé ferru-
gineux et attribuait à un principe immédiat la coloration
spéciale du pus bleu. La même conclusion se dégageait
des essais de Braconnot (2), qui signalait la facile altération du bleu à l'air et à la lumière.

Delore (3), dans sa thèse inaugurale, en 1854, combat avec
les travaux de Coutaret la distinction établie par Pétrequin
entre les colorations bleue et verte ; il n'y a pas deux causes de ces colorations ; elles se comportent de la même
manière avec les réactifs et ont la même origine. Elles dépendent des dissolvants : « la coloration bleue avec l'eau,
extrêmement bleue avec le chloroforme, est verte si le véhicule est l'alcool, très-verte si c'est l'éther. » Le pus n'est
pas coloré, les linges le deviennent à une certaine distance
de la plaie. Dans un cas (4), un linge imbibé de la sérosité
d'une phlyctène est teint aussi en bleu ou en vert. « Un
résidu vert, non cristallisé, contenant des granulations
foncées qui n'ont rien de caractéristique » résulte des tentatives d'isolement ; il est décoloré par le chlore, rougi
par les acides et ramené au vert par les alcalis, » sans

---

(1) Comptes rendus de la Soc. de biologie, 1852, t. IV, p. 146.
(2) Journal de chimie méd., 1850, t. VIII. Sur la couleur bleue que
prend quelquefois le pus.
(3) Th. de Paris, 1854, n° 310. Quelques recherches sur le pus.
(4) Gaz. méd. de Lyon, 1860. Du principe colorant des suppurations
bleues.

qu'il soit possible d'obtenir entre les deux termes la coloration bleue. » Par un procédé opératoire un peu différent,
Coutaret avait obtenu un résidu pulvérulent bleu foncé.
Contrairement à l'opinion de Pétrequin, il paraît bien que
les linges ne jouent aucun rôle dans la production de la
matière colorante : la face interne d'une phlyctène l'a présentée, ainsi que la pseudomembrane fibrineuse des vésicatoires (1).

En 1863 (2), Delore revient encore sur cette question. Il
publie dans son mémoire douze observations nouvelles et
reproduit son opinion ancienne qui fait dériver le principe
colorant d'une modification de l'hématine. Il réfute en
outre le travail de Chalvet, antérieur de trois années.

Chalvet (3) avait introduit un élément nouveau dans la
question. M. le professeur Verneuil dans le service de qui
se présentaient plusieurs cas, avait dirigé son attention
vers les conditions de développement du phénomène qu'il
reprochait aux observateurs d'avoir trop négligées jusque-
là. Il émettait pour sa part l'idée d'une production végétale parasitaire ; de fait, il enrayait le développement de la
matière bleue par l'application d'un topique (4) dont l'effi-
cacité était conciliable avec la réalité de cette hypothèse.
Chalvet découvrait en effet à l'examen microscopique de
petits corps arrondis, de couleur verte, susceptibles de développement et qui seraient analogues à des algues du

(1) Robin et Verdeil. Chimie anatomique, 1853.

(2) Mémoires de la Soc. de biologie, 1863, 3e série, t. V. Quelle est
l'origine du principe colorant des suppurations bleues ?

(3) Gaz. hebd., 1860. Recherches sur la coloration bleue et verte
qu'on observe au voisinage des plaies et qu'on a souvent confondue
avec la véritable suppuration bleue des auteurs.

(4) Emulsion de quelques gouttes d'essence de térébenthine dans
500 gr. d'eau, avec addition de 15 gr. de sulfate de zinc.

genre « palmella ». Il faisait dériver le bleu du vert auquel il ne peut être ramené (1) ; c'est par une modification analogue que la matière colorante de certains lichens produit le bleu de tournesol.

Mais ses observations microscopiques un peu vagues, ses expériences de culture de succès inconstant servent moins la théorie parasitaire que le hasard de circonstances survenues au cours de ses recherches. Ayant transporté dans une salle de la charpie et des compresses teintes provenant d'une autre salle, il vit apparaître successivement sur quatre malades les colorations bleue et verte. La première malade était couchée près du calorifère dans le sable duquel les linges avaient été placés.

Cependant Fordos avait l'année précédente communiqué ses recherches (2) à la Société d'émulation pour les sciences pharmaceutiques et dans cette même année (1860) il annonçait (3) à l'Académie des sciences avoir isolé le principe colorant des suppurations bleues, qu'il appelle « pyocyanine ». C'est une substauce cristallisée bleue, rougissant par les acides avec lesquels elle forme des combinaisons stables, comme ferait une base organique ; sa dissolution devient incolore sous l'influence des désoxydants pour reprendre sa couleur bleue au contact de l'air. Elle est accompagnée dans les linges à pansement d'une matière jaune. Ainsi s'explique par le mélange des

(1) Un cas de Delore (obs. V, in Gaz. de Lyon, 1860), où les pansements n'avaient fourni que du bleu sans trace de vert était mis à part par Chalvet et rattaché aux cas de suppuration bleue proprement dite.

(2) Recueil des trav. de la Soc. d'émulation pour les sciences pharmaceutiques, t. III, 1859.

(3) Comptes rendus, Acad. des sciences, t. LI.

deux pigments la coloration verte qui a préoccupé tous les observateurs. Les caractères du produit jaune cristallisable ou « pyoxanthose » sont l'objet d'une communication nouvelle en 1863 (1), avec un procédé d'extraction simplifié de la pyocyanine.

On ajoutera peu dans la suite aux importants résultats obtenus par Fordos ; c'est le terme des travaux français sur la question : ils ont élucidé surtout la partie chimique.

Les particularités cliniques qui accompagnent la coloration bleue fournissent un intéressant mémoire à Longuet (2) en 1873. On en citera ici seulement les faits de coloration persistante avec des pansements au papier, qui retirent définitivement aux linges une influence (3) dont Vœlker, exprimant l'opinion de son maître M. Demarquay, s'était fait encore le défenseur (4) en 1867. Ces auteurs assistaient à de véritables épidémies ; le terme est constamment employé depuis les faits de contagion de Chalvet. Le service de M. le professeur Gosselin, à la Charité, où observait Longuet, fournissait de janvier à octobre 1872, 22 cas, dont 4 en dehors de toute plaie. On y reproduisait les expériences de Sédillot. On extrayait d'ailleurs la pyocyanine par le procédé de Fordos.

Désormais l'apparition de coloration bleue dans les pan-

(1) Comptes rendus, Acad. des sciences, t. LVI.

(2) Arch. de médecine, 1873-1874, t. XXII et XXIII. Mémoire pour servir à l'histoire de la coloration bleue des linges à pansement.

(3) Pétrequin, on l'a vu, admettait cette influence. Il s'était servi aussi de papier mou seul, succédant au pansement ordinaire. La coloration avait cessé, pour reprendre quand il était revenu à la charpie et à la toile de l'hôpital. Loc. cit.

(4) Union méd., 3ᵉ série, t. IV, 1867. Nouvelles recherches sur les colorations bleues des linges à pansement de certaines plaies.

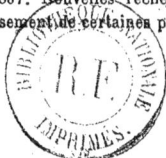

sements donne lieu au renouvellement des expériences pour développer la couleur sur des compresses, de la ouate, à une douce chaleur. Broca (1) la propageait d'un fragment de charpie teinte à la surface largement baignée d'air d'un linge imbibé de solution albumineuse, dans l'étuve à 36°. L'effet était attribué à des algues microscopiques d'un bleu verdâtre, déjà signalées par Robin. On retrouvait le principe chimique identique, comme il paraît aux expériences (2) où les linges bleuis, dans l'aisselle d'un malade, viraient au rouge par l'action de sueur acide.

Le docteur Bimler (3) apportait à l'appui de la théorie parasitaire microbique, qu'il acceptait des auteurs étrangers, une série d'expériences analogues de M. le professeur Aubert, à l'hospice des Antiquailles, de Lyon.

Ces recherches diverses s'accordent donc sur l'identité du principe chimique; leurs auteurs diffèrent quand il s'agit d'en approfondir la formation et la cause. Transformation de la sérosité, de la biliverdine (4), de l'hématine, participation au phénomène des linges, de l'atmosphère (5), d'une algue (6), autant d'interprétations auxquelles je ne m'arrête pas pour aborder maintenant, avec les auteurs allemands, la théorie parasitaire qui met en cause les infiniment petits.

(1) D'après Galippe et Beauregard. Guide du micrographe, p. 401 ; du pus bleu dû à des algues.

(2) D'après Bimler, in thèse.

(3) Th. de Paris, 1879, n° 560. Sur la coloration bleue des linges à pansements.

(4) Robin et Verdeil, Traité de chimie anatomique et physiologique, 1854, t. III. Bergounhioux, comptes rendus de la Soc. de biologie, 1858, 2ᵉ série, t. V.

(5) Longuet, loc. cit.

(6) Robin, Traité des humeurs, 1874.

Les travaux de Lücke ont eu dans cette direction une influence aussi décisive que ceux de Fordos, au point de vue
chimique. Ses expériences sont reproduites, ses conclusions adoptées par beaucoup d'auteurs en Allemagne (1).

Krembs (2), en 1858, avait signalé dans les parties teintes
d'un pansement l'accumulation d'animalcules très petits ;
ils lui semblaient être les porteurs ou les producteurs de la
matière colorante qui se transmet en même temps qu'eux.

Lücke (3) constata à son tour que, dans tous les cas où
la couleur bleue a les réactions du tournesol, apparaissent
sur les compresses, la charpie, etc., de nombreux organismes animés d'un très vif mouvement ; ils sont en quantité proportionnelle à l'intensité de la couleur. Une cause
de cette nature rend bien compte des faits de contagion :
ils résultent d'un véritable transport que l'on doit pouvoir
reproduire expérimentalement. Pour cela, on intercalera
dans des compresses quelques fils seulement de charpie
colorée ; on aura soin de ne pas mettre cet appareil en contact immédiat avec la plaie suppurante ; on doit éviter
aussi bien les suppurations très abondantes et celles à pus
rare, épais (4). Une imbibition de sérosité seule, débar-

---

(1) Billroth. Eléments de pathologie chir. générale, 1868. Uhle et
Wagner. Nouveaux éléments de pathologie générale, 1872. Hoppe-Seyler,
Traité d'analyse chimique, 1877. Gorup-Bezanez, Traité de chimie phy-
siologique, 1880.

(2) Bayer. Aertzl. Intelligenzblatt, 1858, d'après Schmidts Jahrbuch,
1859.

(3) Archiv. für klinische chirurgie, Langenbeck, Band 115, 1862.

(4) Delore combattait la théorie végétale parasitaire de Chalvet par
l'insuccès de semblables expériences en 1863 ; or, il appliquait directement sur la plaie le fragment de charpie colorée, obs. VIII; in mém.
Soc. de Biologie.

rassée de corpuscules, est la condition du succès. On ne
réussit pas moins en arrosant simplement d'une solution
albumineuse les compresses dans les conditions voulues de
température. Les vibrions de Lücke, en forme de bâtonnets, mesurent trois millièmes de millimètre ; ils sont colorés. Le procédé de Fordos appliqué au traitement des
linges, en retirait la pyocyanine.

Zeissl et Schwarz (1), à Vienne, observèrent du pus bleu
que ce dernier transportait dans des appareils de culture,
en substituant l'asbeste calciné aux linges qu'on est toujours prêt à incriminer. Il notait avec la coloration bleue
de liquides albumineux, sucrés, la coïncidence du développement de bactéries. Le bleu virait au violet par l'acide
acétique.

Conformément aux prévisions de Kühne, Eberth (2)
trouva dans un cas de sueur bleue (3) les mêmes réactions
chimiques et le point de départ de semblables expériences.
Il y décrivait de petites bactéries arrondies.

Bergmann (4) les a retrouvées dans les crachats d'une
pneumonie septique avec abcès du poumon, dans le pansement abondamment mouillé de salive d'une plaie par
arme à feu de la mâchoire et de la langue, et coïncidant
toujours avec la production de matière bleue.

Girard (5) a retrouvé les organismes de Lücke et refait
ses expériences de culture et la plupart de ses constata-

(1) Wiener medizinische Presse 1870.

(2) Med. Centralblatt, 1873, et Arch. fur path. anat. und physiol.
Virchow, Band LXII, 1875,

(3) Rose. Correspondenz-Blatt fur Schweizer. Aerzte, 1874.

(4) Urlichs. Archiv. fur klinische chirurgie, Band XXIV, 1879.

(5) Chir. Centralblatt, 1875, et Deutsche Zeitschr ft fur chirurgie,
1877.

tions. La cause du phénomène paraît véritablement inhé-
rente aux vibrions: il donnait comme preuve l'obstacle
que met à la production de la coloration l'emploi de glycérine « qui est funeste à tous les organismes inférieurs (1).»
Girard ajoutait l'intéressante remarque du développement
d'une odeur spéciale et caractéristique dans les pansements colorés, fait que confirmèrent Bergmann et Urlichs (2).

Cependant, au terme de ces observations si précises, de
ces constatations souvent concordantes, se dresse toujours
aussi puissante l'objection que Simon (3) opposait déjà
aux conclusions de Lücke : tout pus, bleu ou non, contient
de nombreux vibrions de formes semblables. Rien n'est
fait pour écarter cette objection, dans les conditions où les
expériences ont été poursuivies. Il n'est pas non plus inu-
tile, pour marquer le point où est arrivée la question, de
relever les divergences entre Lücke et Girard, d'une part,
et Eberth de l'autre, sur la forme des organismes qui produisent un effet physiologique identique et un même principe chimique.

(1) Cette opinion n'est pas certaine ; la glycérine pourrait être assi-
milée par les bactéries, Magnin. Les bactéries, th. pour l'agrégation. Paris
1878.
(2) Urlichs, loc. cit.
(3) Mittheilungen aus der chirurg. Klinik des Rostockes krankenhau-
ses, in Schmidts Jahrbuch, 1868, Band CXL.

II

DE LA PYOCYANINE

Fordos a extrait des linges à pansement deux matières colorantes cristallisées : une bleue, la pyocyanine, et une jaune, la pyoxanthose ; montré la transformation de la première dans la seconde et expliqué par le mélange des deux la coloration verte qu'on observe à côté de la bleue dans les pansements colorés. On a vu combien, sur ce dernier point, les opinions avaient varié jusque-là ; encore après ce chimiste, faute d'admettre cette dualité, Lücke assigna des caractères variables à la pyocyanine, qui offrirait des cristaux tantôt bleus, tantôt verts.

Les tentatives d'isolement d'un principe chimique avaient commencé avec Coutaret (1). Il faisait macérer les linges dans l'eau distillée et décantait après expression une liqueur bleue verdâtre. L'addition d'alcool et l'ébullition coagulaient l'albumine. La solution débarrassée d'alcool par la chaleur, agitée avec le chloroforme, le colorait en beau bleu d'azur. Par évaporation de la liqueur chloroformique, on obtenait une matière pulvérulente d'un bleu très foncé. C'est un résidu vert qu'obtenait Delore ; mais il plaçait au début de ses opérations un traitement des linges à l'alcool, ce n'est pas un détail indifférent d'après ce que nous verrons de la solubilité comparative des deux pigments dans les différents véhicules.

(1) In thèse Delore.

Voici le procédé de Fordos. Les linges sont traités avec de l'eau et mieux avec de l'eau ammoniacale ; on agite avec du chloroforme la dissolution colorée qui en résulte ; le chloroforme entraîne, en se déposant, les matières colorantes et des matières grasses ; il est séparé, filtré et agité avec de l'eau contenant un peu d'acide sulfurique ou chlorhydrique. La pyocyanine abandonne le chloroforme et passe dans l'eau acidulée à l'état de combinaison rouge ; le chloroforme retient les matières grasses et la matière jaune ; on le traitera plus tard en vue d'obtenir cette dernière. La dissolution aqueuse rouge qui surnage et contient la pyocyanine combinée avec l'acide employé, après filtration, est saturée avec du carbonate de baryte. La liqueur devenue bleue est filtrée de nouveau, puis agitée avec du chloroforme qui entraîne la pyocyanine et se colore en bleu. La dissolution chloroformique recueillie, filtrée et abandonnée à l'évaporation spontanée laisse la pyocyanine cristallisée.

C'est le procédé que j'ai généralement suivi. Il convient de substituer un alcali (potasse ou ammoniaque) au carbonate de baryte, surtout si l'on a employé l'acide sulfurique. Autrement le sulfate de baryte qui se dépose sur le filtre retarde la filtration et divise la solution de pyocyanine au contact de l'air, lequel exerce une action spéciale dont il sera question ; la liqueur passe alors décolorée ou jaunâtre.

On a ainsi un procédé d'extraction rapide et économique : le chloroforme employé à extraire la pyocyanine des premières liqueurs (eaux de lavage des linges ou liquides de culture), après qu'il l'a abandonnée à l'eau acidulée, peut servir à une nouvelle extraction, et ainsi de suite un grand nombre de fois.

Le produit d'évaporation du chloroforme peut n'offrir qu'une cristallisation confuse. Il y a souvent avantage à le reprendre par l'eau distillée pour abandonner la solution aqueuse à la température ordinaire et par l'évaporation lente obtenir des cristaux plus beaux et mieux définis.

La pyocyanine offre une grande variété de formes cristallines : ce sont le plus communément des lamelles rectangulaires et des prismes microscopiques, ou des aiguilles longues et déliées qu'on peut distinguer à l'œil nu ; elles sont isolées ou en faisceaux, ou rayonnent d'un centre commun en forme d'étoiles, de houppes, d'aigrettes. On observe encore des octaèdres, des tables rhombiques ou hexagonales plus ou moins régulières, des groupes de prismes disposés en croix ou en rosaces. Les cristaux forment des amas d'un bleu foncé, d'aspect terne, qui rappelle l'indigo.

Ils se conservent bien dans un lieu sec. A la longue, dans l'air humide, ils prennent, sans perdre leur forme, une teinte verte qu'ils peuvent présenter d'abord dans le cas de purification incomplète, et qui est due à un mélange de matière jaune. On met à profit la plus grande solubilité de ce dernier pigment dans l'éther pour le dissoudre à la surface des cristaux et rétablir la couleur bleue pure de la pyocyanine. .

Les cristaux ne se subliment pas.

La pyocyanine a une saveur amère, sa solution ne présente pas de bande d'absorption caractéristique au spectroscope.

Elle est soluble dans l'eau, plus à chaud qu'à froid, dans l'alcool, le chloroforme, moins facilement dans l'éther.

Tous ces dissolvants sont colorés en bleu magnifique. La solution aqueuse est neutre, ne s'altère pas à l'ébullition. Elle se conserve bien à l'obscurité ; il en est de même à la

lumière, si l'accès de l'air est empêché, au moyen d'une couche d'huile, par exemple. Autrement elle devient jaune,
par la transformation en pyoxanthose. La solution chloroformique offre à la lumière la même altération.

La réaction caractéristique de la pyocyanine est le passage du bleu au rouge par les acides, non le rouge pelure
d'oignon du tournesol, mais un rouge carmin, rouge cerise.
Un alcali ramène la couleur primitive.

La pyocyanine ne passe pas de sa solution acide dans le
chloroforme ; la solution neutre ou alcaline l'abandonne
facilement à ce véhicule : on a vu l'application de ces propriétés pour l'extraire et la purifier.

L'ébullition avec l'acide chlorhydrique concentré, l'acide
sulfurique étendu, ne l'altère pas ; l'acide sulfurique concentré la brunit, l'acide azotique la fait passer au brun,
puis au jaune. L'action s'exerce à froid avec l'acide fumant.
L'acide carbonique agit comme sur le tournesol ; la coloration est moins prononcée que par les acides forts ; elle est
violette.

Le chlore décolore la solution de pyocyanine.

Le courant d'acide sulfureux dans la solution aqueuse
bouillie la fait passer au jaune, sans l'altérer. On obtient en
effet par agitation à l'air la combinaison sulfurique rouge
qui est ramenée au bleu par un alcali.

Les agents réducteurs, l'acide sulfhydrique, l'hydrogène
naissant (1), la putréfaction font passer la liqueur bleue au
vert, puis au jaune ; dans tous les cas, l'agitation à l'air
restitue la couleur primitive.

Les alcalis, les alcalino-terreux, sans excès, à froid, n'ont

---

(1) L'élément zinc cuivre est préférable à l'amalgame de sodium dont
l'excès d'alcali exerce une action secondaire dont je parle plus loin,

pas d'action sur la pyocyanine. Elle ne précipite ni par par l'acétate neutre, ni par l'acétate basique de plomb ; le précipité que détermine l'addition d'ammoniaque au mélange ne fixe pas la matière colorante : la liqueur filtre bleue. De même, avec le sulfate d'alumine, le chlorure de zinc, additionnés ensuite de carbonate d'ammoniaque, on n'obtient pas de laque. Le protochlorure d'étain donne un précipité cristallin, en lamelles rectangulaires jaune verdâtre ; le nitrate d'argent, un précipité vert.

La pyocyanine doit être considérée comme une base, elle en a les principales fonctions. Avec les acides elle forme des composés cristallisés ; on les obtient par évaporation d'une solution aqueuse de pyocyanine additionnée de la quantité d'acide strictement nécessaire pour donner la teinte rouge-carmin.

A l'état sec, les combinaisons sulfurique, chlorhydrique, azotique, oxalique et acétique sont sous la forme d'aiguilles variant suivant l'épaisseur du jaune au rouge brun, de la couleur des cristaux d'hémine, le plus généralement. Elles sont élégamment arborisées ou réunies en faisceaux.

On trouve aussi des lamelles losangiques, des prismes à quatre pans. Ces sels sont très solubles dans l'eau ; la solution est rouge-carmin. Le sulfate est déliquescent. Le chlorhydrate, très stable, a pu être conservé deux et trois ans (Fordos, Girard). Les solutions aqueuses des sels se conservent bien même à la lumière et à l'air. Ils sont solubles dans l'alcool, insolubles dans le chloroforme.

Les réactions suivantes assimilent la pyocyanine aux alcaloïdes :

Chlorure d'or : précipité jaune, cristallin en forme de hallebardes, de feuilles de fougère ; en partie réduit.

Chlorure de platine : précipité jaune verdâtre, cristallisé

en aiguilles hérissées de petits cristaux, en lamelles rayonnant d'un point commun.

Iodure de potassium et de mercure; très fines aiguilles bleues, soyeuses, courbes, groupées en étoiles.

Iodure de potassium ioduré : précipité brun.

Iodure de potassium et de cadmium : précipité vert cris tallisant en longues aiguilles.

Eau bromée : précipité jaune cristallin.

Acide phosphomolybdique : précipité verdâtre.

Acide tannique : précipité d'un jaune verdâtre sale.

Acide picrique : jolies aiguilles vertes, enchevêtrées, en houppes.

Bichlorure de mercure : très petites aiguilles et lamelles losangiques verdâtres.

Sulfocyanure de potassium : après quelque temps élégantes aiguilles d'un vert pâle.

Ces précipités ont été obtenus indifféremment avec la solution de pyocyanine ou de sulfate. Le ferricyanure de potassium ne donne qu'avec le sel des aiguilles rayonnées ou des lames minces en losange, de couleur verte.

La solution de sulfate de pyocyanine, bien neutre, traitée par le ferricyanure de potassium et le perchlorure de fer, donne un précipité de bleu de Prusse. On a, dans ces derniers temps (1), attaché une certaine importance à cette réaction pour caractériser une classe de bases organiques, vraisemblablement d'origine microbique, comme est la pyocyanine, et qui sont plus ou moins toxiques. J'ai dû étudier l'action physiologique de ce corps. A cet effet, j'ai

(1) Comptes rendus. Acad. des sciences, 2 mai 1881. Brouardel et Boutmy. Sur un réactif propre à distinguer les ptomaïnes des alcaloïdes végétaux,

injecté à un moineau et à un bruant deux milligrammes de pyocyanine dans chaque expérience. Les deux oiseaux n'ont éprouvé qu'un malaise passager.

La pyoxanthose est à côté de la pyocyanine dans les pansements colorés ; on pourrait trouver adhérents aux fibres des linges mêmes, des cristaux des deux principes (Girard). C'est une matière jaune qui devient rouge, d'un rouge tournesol par les acides, et violette par les alcalis. Elle est contenue dans la liqueur chloroformique, réservée dans l'opération précédente, qui a cédé la pyocyanine au liquide acide ; elle y est mêlée de matières grasses. Pour l'isoler, on distille ce chloroforme avec de l'eau ; le résidu est un liquide aqueux légèrement coloré en jaune, où flottent les matières grasses qu'on sépare à l'aide du filtre. Le liquide filtré est agité avec du chloroforme qui dissout la matière colorante. On le sépare, on filtre et l'on obtient la pyoxanthose par évaporation.

On a vu que ce corps se forme spontanément sur les cristaux de pyocyanine, au contact de l'air ; dans les solutions aqueuses et chloroformiques, par l'exposition à l'air et à la lumière ; en solution éthérée même, d'après Delore (1). C'est un produit d'oxydation de la pyocyanine ; comme le prouve le procédé qui m'a permis d'obtenir rapidement une certaine quantité de pyoxanthose ; de sorte que l'étude de ce corps n'est plus soumise aux chances variables d'une formation spontanée et toujours en minime proportion à la surface des pansements. Une solution

(1) « La solution éthérée s'altère au bout de quelques jours et devient jaune ; l'ammoniaque lui enlève alors son principe colorant et devient rougeâtre. » Gaz. méd. de Lyon.

aqueuse de pyocyanine, fortement alcalinisée, est battue à l'air. La couleur bleue pâlit, puis fait place en quelque temps à une coloration violette. Dans ces conditions éminemment propres à l'oxydation (1), la pyoxanthose a pris naissance ; elle a donné avec l'alcali en excès sa réaction colorée caractéristique. On neutralise cet excès d'alcali par un acide ; la liqueur est ramenée du violet au jaune. On l'agite avec du chloroforme qui s'empare du pigment et l'abandonne par évaporation sous forme cristalline.

Ce sont des groupes d'aiguilles plus ou moins déliées, diversement enchevêtrées. Certains amas hérissés de pointes rappellent les cristaux d'urate d'ammoniaque. Des aiguilles recourbées, flexueuses semblent des filaments végétaux.

La pyoxanthose est soluble dans l'alcool, le chloroforme, l'éther, le sulfure de carbone, la benzine. Ces quatre derniers dissolvants enlèvent bien la pyoxanthose à l'eau où elle est peu soluble et pourraient être employés à l'isoler (Fordos). Elle se dissout aussi dans les huiles.

Elle forme avec les acides des combinaisons peu stables, cristallisées en aiguilles rougeâtres (chlorure, sulfate ; ce dernier déliquescent, une fois desséché a une teinte verte).

Elle a les réactions alcaloïdiques comme le corps dont elle dérive (2).

(1) Postérieurement à mes recherches j'ai trouvé que Girard avait fait cette réaction par un alcali avec le concours de la chaleur.

(2) On observe la même particularité avec la rubroésérine dérivée de l'ésérine par un traitement analogue. (Duquesnel, Bulletin de thérapeutique, 1872, t. LXXXIII.) Le produit bleu, terme ultime de l'action de l'air et des alcalis sur l'ésérine (Petit. Comptes rendus, t. LXXII, 1871) m'a offert encore les réactions alcaloïdiques.

On obtient avec la solution sulfurique :

Chlorure d'or : précipité cristallisant à la longue en lames rectangulaires violettes.

Chlorure de platine : prismes rougeâtres et grandes lames losangiques.

Iodure de potassium ioduré : fines aiguilles bleues.

Iodure de potassium et de cadmium : petites houppes, très foncées.

Iodure de potassium et de mercure : longs prismes en faisceaux.

Acide picrique : cristaux en petites houppes.

Acides tannique, phosphomolybdique : précipités amorphes jaunâtres.

Ces réactions donneraient à la pyoxanthose une fonction basique. Toutefois, une liqueur acide ne l'enlève que difficilement et en partie seulement à sa solution chloroformique.

Au contraire, elle passe en totalité et très facilement du chloroforme dans une solution alcaline. Elle forme une combinaison potassique en cristaux aiguillés, violets ; la combinaison ammoniacale ne peut être obtenue ; elle se décompose par l'évaporation à l'air libre.

Ainsi la pyoxanthose joue alternativement les rôles de base et d'acide à propriétés peu énergiques. C'est un corps indifférent. Fordos la considérait ainsi, comme témoigne la désinence même du nom qu'il lui donna dans sa nomenclature des matières colorantes (1).

La pyoxanthose n'est pas modifiée par l'hydrogène naissant de l'élément zinc-cuivre.

(1) Comptes rendus. Acad. des sciences, t. LVII. Recherches sur la coloration en vert du bois mort.

A résumer l'histoire de la pyocyanine et de ses dérivés colorés, à voir l'ensemble de leurs propriétés chimiques, on trouve de nombreuses analogies avec les matières colorantes végétales. Elle se rapprocherait notamment de l'indigo. Dans les deux espèces, le corps qui présente la belle nuance bleue est intermédiaire à des composés incolores ou jaunes, qui en dérivent par réduction ou par oxydation ; le terme inférieur est peu stable et s'oxyde spontanément à l'air ; on ne peut reproduire par simple réduction la matière bleue en partant du corps au degré supérieur d'oxydation. Mais on différenciera la pyocyanine par le caractère basique commun à tous ses dérivés. Tandis que l'indigo blanc « fonctionne à la manière des acides en produisant avec les bases salifiables de véritables combinaisons salines » (1), il m'a paru que le produit jaune dû à l'action des réducteurs sur la pyocyanine ne peut être conservé quelque temps au contact de l'air qu'en le recueillant dans une liqueur acide. Même le composé le plus oxydé, la pyoxanthose, en acquérant quelques propriétés d'un acide, a conservé la plupart des réactions basiques.

Ces rapprochements devaient suggérer quelques expériences de teinture. La couleur bleue n'adhère solidement à aucune sorte de fibre. Ses propriétés limitent le choix des mordants. Le tannin a fixé la pyocyanine sur la soie ; mais une coloration verte résulte du mélange.

(1) Persoz. Traité de l'impression des tissus, 1846, t. I.

III.

DU MICROBE.

On peut soumettre à l'examen microscopique les parties
colorées d'un pansement bleu et constater qu'elles renferment de nombreux organismes. La préparation est très
simple : il suffit d'effilocher sur une lame de verre quelques
filaments de linge ; on humecte d'une goutte d'eau distillée et l'on applique un couvre-objet. On emploie encore
mieux l'urine émise au moment même, qui fournit dans
les conditions de température convenables un très bon
liquide nourricier. Un grossissement de 400 à 500 diamètres suffit.

On observe ainsi des formes diverses. Cependant, au
voisinage des fibres végétales, on peut voir dominer une
forme arrondie, douée de mouvements très vifs. C'est
l'apparence que m'offrirent les premiers pansements colorés
que j'examinai ; je l'ai toujours retrouvée dans les occasions
semblables.

La reproduction du phénomène sur les compresses humides, de la façon qui a été décrite, n'offrait plus d'intérêt,
après avoir été tant de fois obtenue. Il n'en pouvait être
tiré aucune conclusion nouvelle qui fût à l'abri des objections déjà formulées contre ce mode d'expérience.

Je résolus d'appliquer dans cette circonstance un milieu
de culture dont j'avais éprouvé les avantages : j'employais
depuis plusieurs mois la salive à des recherches du même

genre. Si j'obtenais le développement de la coloration bleue dans ce liquide physiologique, ce serait un argument nouveau en faveur de la théorie parasitaire. L'isolement de l'organisme en jeu y pouvait même recevoir un commencement d'exécution. Cet essai, s'il ne réalisait pas encore toutes les conditions voulues de rigueur expérimentale, me servirait ainsi de transition aux procédés plus exacts qu'exigent la démonstration scientifique et la méthode des cultures proprement dite. Le succès de cette expérience devait constituer un progrès déjà, puisque jusqu'alors le phénomène de coloration n'avait pu être obtenu en milieu exclusivement liquide. Les essais d'Eberth en solution albumineuse étendue n'avaient produit qu'une coloration vert jaunâtre de la liqueur : ce milieu offre des causes d'erreur en effet. Ce n'est pas que la salive n'en présente de semblables. Mais ce qu'on peut dire de la salive mixte, en contact avec les dents cariées et les débris d'aliments, fourmillant d'organismes (1), ne s'applique pas à la salive parotidienne récemment sécrétée.

M. Pasteur a démontré l'inaltérabilité, en l'absence d'organismes, des liquides de l'économie qui passent pour les plus altérables (2), s'ils sont puisés dans leur réservoir naturel ou recueillis à la sortie de l'organe de sécrétion avec les précautions nécessaires pour empêcher l'introduction de toute forme vivante de l'extérieur. Ces pré-

(1) Pasteur, Parrot. Sur l'organisme microscopique de la salive d'un enfant, etc. Bull. Acad. de méd., 1881, 2e série, t. X. — Vulpian. Injection de salive normale, Bull. id. — Rappin. Les bactéries de la bouche à l'état normal. etc., th. de Paris, 1881, nº 144.

(2) Comptes rendus, Acad. des sciences, 1863, t. LVI. Sang, urine, 1872, t. LXXIV ; lait.

cautions, on ne peut pas les assurer absolument pour la salive. Il faut compter avec le passage dans la bouche, la chute à travers l'air dans les vases où on la recueille. Je me suis assuré toutefois qu'avec les soins que je vais dire, on pare assez bien à ces inconvénients.

Je me lave d'abord bien la bouche avec une solution de borate de soude; j'y passe ensuite de l'eau distillée. Les acides sont propres à exciter la sécrétion parotidienne; l'acide oxalique doit être préféré : si une petite partie est entrainée en dissolution, elle sera saturée par les sels de chaux qui dominent dans le produit de la parotide (1). J'emploie des cristaux dont je touche successivement divers points de la langue, à mesure que la sensibilité émoussée pour une région rend le réflexe plus lent ou impossible à produire. La salive afflue et s'écoule au dehors en suivant la face interne des joues et le sillon génio-gingival, sans mouvement d'expuition qui la puisse mélanger aux produits de la cavité buccale. L'écoulement spontané est favorisé d'ailleurs par l'écartement des mâchoires en position de demi-bâillement. On obtient facilement ainsi de 10 à 15 grammes en un quart d'heure d'un liquide clair, à peine visqueux, ne contenant, quand on a bien opéré, que de rares flocons muqueux. On le recueille dans un verre à expérience flambé; on opère dans un air calme.

Au bout de douze heures, ce liquide est propre à l'ensemencement, ayant abandonné un léger dépôt composé de quelques cellules épitheliales, de particules amorphes et parfois de petits cristaux d'oxalate de chaux. Je le portais alors à l'étuve à 35°, un temps suffisant pour

(1) Cl. Bernard. Mém. sur les salives ; Mém. Soc. de biologie, 1ᵉˢ. t. IV, 1852.

qu'il acquit la température du milieu. A ce moment, j'y introduisais un fragment d'un pansement coloré, retenu au bord du verre par un fil de platine, de façon qu'une moitié émergeât, l'autre plongeant dans le liquide. Le tout, simplement couvert d'un papier était reporté à l'étuve maintenue entre 35° et 37°. Le développement était manifeste au bout d'un ou deux jours. Le premier liquide ensemencé directement avec le pansement a généralement une teinte verte; plusieurs causes y peuvent contribuer. Mais si l'on en prend quelques gouttes au bout d'une baguette de verre flambée et qu'on ensemence un second verre, et de la même façon avec celui-ci un troisième, on a dès ce moment un bleu pur, et l'observation microscopique montre une forme prédominante, sinon unique. Ce procédé m'a constamment servi pour examiner les linges teints en bleu, venant de divers services, et me prononcer sur l'identité d'origine pour la coloration dans tous les cas. Je le proposerai volontiers comme applicable à la clinique même, pour vérifier et mettre en évidence aux yeux de plusieurs la cause de la coloration bleue des pansements.

On voit trop bien quelles garanties aux yeux d'une critique sévère, font encore défaut à ce mode expérimental; elles ne pouvaient être assurées que par l'emploi de l'urine comme liquide de culture. Je fis pourtant dans la salive un certain nombre d'ensemencements semblables : une douzaine du 10 novembre au 10 décembre de l'année dernière, espacés en moyenne de deux jours. C'est le terme auquel une couche nettement bleue formée à la surface du liquide révélait le succès de la culture. J'en prélevais alors cinq gouttes au bout d'un agitateur flambé, pour ensemencer un autre vase. La coloration s'étendait, les jours suivants, à tout le contenu du premier verre. Il est certain que, même dans

ces conditions défectueuses, j'obtenais des derniers ensemencements une forme d'organismes unique, constamment
la même. Son rôle nécessaire dans la production de la
couleur bleue devait être rendu manifeste par la culture
dans l'urine neutralisée.

Ce liquide stérilisé comme il convient était introduit
avec les précautions ordinaires dans des ballons stérilisés ;
chacun recevait 15 centimètres cubes environ ; l'orifice
était fermé avec une ouate flambée.

J'ai ensemencé un premier ballon avec quelques gouttes
de salive des dernières cultures. Le liquide s'étant troublé
et offrant après un jour une coloration verte par le mélange
du bleu produit à la couleur propre de l'urine, j'en ai transporté cinq gouttes dans un second ballon et ainsi de suite
pendant seize ensemencements successifs, ce qui m'a pris
du 15 décembre au 18 janvier. Constamment la teinte
verte des urines a résulté de ces ensemencements et l'agitation du liquide avec le chloroforme lui a cédé la matière
bleue, la pyocyanine. L'observation microscopique était
fréquemment renouvelée et donnait lieu chaque fois aux
mêmes constatations.

Le champ du microscope est rempli de petits organismes
arrondis, très agiles, se mouvant dans toutes les direc-
tions. Ils fourmillent surtout sur les bords du couvre-
objet, au voisinage d'une bulle d'air ; ils deviennent prom-
ptement immobiles au contraire au centre de la préparation : ce sont des aérobies. Ils sont incolores ; ils mesurent de 1 à 1, 5 millième de millimètre. Quand ils ne trouvent plus dans le liquide les conditions nécessaires à
leur développement, ils tombent au fond, formant par
leur accumulation un dépôt blanc sans trace de bleu, où
la vie peut être ranimée par l'apport de nouveau liquide

nourricier. Leur active multiplication au contact de l'air forme un léger voile à la surface de l'urine. Il en est de même avec la décoction de carottes qui réussit aussi bien pour les cultiver.

Ce dernier liquide, naturellement peu coloré, permet mieux de suivre le développement des teintes qui montre cette particularité : une zone étroite seulement à la surface est colorée en bleu, tandis que la partie inférieure est jaune sale. Cependant par l'agitation le tout devient uniformément bleu ; puis, par le repos, la séparation en deux couches se forme de nouveau. C'est un phénomène explicable par la propriété qu'on a signalée pour la pyocyanine d'être décolorée par les agents réducteurs. La réduction est due en ce cas à l'organisme. En raison de sa nature aérobie, il épuise tout l'oxygène contenu dans la liqueur sans renouvellement possible pour les couches profondes.

Ainsi, on peut introduire une culture en pleine activité dans un tube à robinet et, quand les deux couches sont distinctes, soutirer l'inférieure le plus doucement possible. Une goutte recueillie sur un porte-objet apparaît en effet pleine d'organismes. Elle a repris instantanément la teinte bleu verdâtre au contact de l'air. Toute la couche jaune soutirée, agitée dans un tube se colore de même rapidement ; puis, par l'immobilité, la décoloration se reproduit bientôt. Comparativement je traitais la moitié de ce liquide par une goutte d'ammoniaque ; elle restait colorée : l'ammoniaque suspend l'évolution des microbes.

Cette action du microbe sur son produit est encore démontrée par une autre expérience. Ayant mis à filtrer une grande quantité de liquide où l'organisme pullulait, je vis les premières portions filtrées passer rapidement au jaune ;

les dernières, recueillies à part, restèrent colorées ; les pores du filtre obstrués retenaient à ce moment les organismes qui traversaient librement au début de la filtration. Fordos avait vu ces faits et mentionnait que la solution de pyocyanine contenant des globules de pus se décolore pour reprendre son aspect primitif par l'agitation. Il s'agissait du traitement aqueux des linges ; rien n'avait été fait pour détruire l'organisme. Il avait vraisemblablement la plus grande part dans le phénomène, si l'on veut en attribuer une petite au pus réducteur par son altération ou aux globules mêmes. Le même auteur a dit que l'ammoniaque paraissait faciliter le développement de pyocyanine dans son extraction des linges. On sait maintenant ce qui vérifie cette observation.

Notre série d'ensemencements successifs paraîtra sans doute assez nombreuse. A tous les degrés les résultats ont été comparables entre eux ; le dernier terme (seizième des cultures dans l'urine), résout la question dans un sens conforme aux premiers. Cette conclusion s'en dégage : l'apparition de pyocyanine dans les milieux expérimentés était subordonnée au développement d'un microbe spécial dans ces milieux. Du succès uniforme des cultures dans des milieux si différents (pus, salive, urine, décoction de carottes) on peut en outre conclure que la pyocyanine est un produit de sécrétion du microbe, demeuré le seul élément constant dans les modifications qu'a subies l'expérience.

Un plus grand nombre d'essais n'ajouterait rien à la valeur de ces conclusions. Pour ces organismes d'où dépendent des actions chimiques, en effet, la démonstration de leur rôle nécessaire est relativement facile : elle peut résulter déjà des changements survenus dans le premier milieu expérimental qui les reçoit, à partir des circonstances naturelles où ils sont spontanément apparus. Les théories philosophiques, telles que celle de Liebig, ont cédé à l'évidence. Nul chimiste ne sera tenté de mettre en cause, à côté de l'organisme, quelque propriété hypothétique des liquides où il se propage Nulle objection n'est à craindre de celles que soulève le fait d'attribuer à un micro-organisme la production d'une maladie. C'est que la tendance est encore fréquente parmi les médecins de recourir de préférence à des causes occultes et mystérieuses (1). La démonstration du rôle pathogénique d'un organisme ne doit laisser prise à aucune conception de cette nature. Pour cela, on doit s'éloigner le plus possible par des cultures successives et multipliées du milieu complexe originel où l'organisme a été recueilli. On réduira au minimum la proportion de tout autre élément primitivement associé, auquel on serait tenter d'attribuer parallèlement une action, Or, danc ce cas même, pour satisfaire à cette nécessité de rigueur expérimentale, on peut être rassuré sur le nombre d'expériences à entreprendre par le calcul suivant. Déjà, au bout de douze cultures, au volume de dix centimètres cubes chacune, dérivant l'une de l'autre par une seule goutte, la goutte primitive, empruntée au milieu originel, est diluée autant que si elle l'avait été dans un

(1) Un article récent de M. Jousset de Bollesme (Progrès médical, 6 mai 1882), en est un bel exemple et curieux à consulter. Toutes les hypothèses sont plus volontiers admises que la réalité de la cause démontrée par Pasteur. Pour ce médecin «il n'est pas encore démontré que, dans le charbon ou sang de rate, la bactéridie qu'on trouve dans le sang soit la cause de l'affection. » Une telle phrase s'écrit en France, après la mémorable expérience de Pouilly-le-Fort, après qu'elle a été répétée avec un succès égal sur plusieurs points de l'Europe !

volume liquide égal au volume total de la terre (Pasteur). Quelles garanties n'offre pas alors le produit d'un seizième ensemencement?

La démonstration du rôle pathogénique d'un micro-organisme comprend un second degré. Son activité ne peut pas être vérifiée en effet dans le milieu de culture artificiel. Après qu'on l'y a isolé, il est nécessaire d'en reporter le microbe dans les conditions primitives de son développement ; sa réaction caractéristique est l'ensemble des symptômes qui résultent de son introduction dans un être vivant. Trouverait-on nécessaire ce retour au point de départ pour le microbe de la pyocyanine ? L'expérience suivante répondrait à ce desideratum.

C'est un fait constant, d'après tous les observateurs, que la coloration bleue ne se produit pas dans le pus épais, mais dans sa partie raréfiée, privée de corpuscules, constituant la sérosité. En recourant au pus même, on devrait en séparer une partie, ce qui nécessiterait des manipulations au contact de l'air. L'analogie de composition chimique permet de recourir alors à des liquides organiques qui soient plus faciles à recueillir dans les conditions de pureté et de stérilité voulues.

J'ai employé pour ces raisons le liquide d'un hydrocèle, la sérosité d'un vésicatoire. Le microbe transporté des ballons de culture dans ces liquides s'y est bien développé en donnant de la pyocyanine.

Mais je n'ai pu souscrire au désir qu'exprimaient quelques médecins, autour de moi, de voir reporter la coloration des ballons sur les linges à pansement, à la surface d'une plaie ; sous l'apparence d'un parallélisme plus complet entre les conditions naturelles et expérimentales, cette expérience serait plus contestable dans ses résultats, en raison d'un déterminisme moins rigoureux. Elle n'apporterait en plus que les particularités défectueuses des conditions primitives du phénomène : l'exposition au contact de l'air, l'emploi de linges justement suspectés, peut-être la concurrence vitale d'un organisme anciennement établi dans ce milieu favorable. Je ne l'ai pas essayée.

Il était plus intéressant de vérifier le développement de l'organisme dans la sueur qui paraît lui avoir dû sa coloration bleue dans certaines circonstances. J'ai recueilli quelques centimètres cubes sur le front d'un malade qui avait reçu une injection de pilocarpine. Le liquide clair, limpide, a été ensemencé aussitôt avec trois gouttes d'une culture en beau développement, et mis à l'étuve. Le succès était manifeste après vingt-quatre heures.

Tous ces différents essais portaient sur de petits volumes de liquide et ne rendaient au total qu'une faible quantité de pyocyanine. Je cherchai à avoir une production plus abondante et eus recours à la solution albumineuse. Un blanc d'œuf était délayé dans environ 500 centimètres cubes d'eau; après quelques heures de repos le liquide clair, décanté, était réparti dans des cristallisoirs sur une couche peu épaisse et ainsi pour la plus grande part accessible à l'air. Sur tout le pourtour des vases, ne plongeant qu'à demi dans le liquide étaient disposées des bandelettes de linge coloré en bleu. Le tout était mis à l'étuve.

On ne peut pas espérer l'isolement d'une espèce dans ces conditions; mais le microbe de la pyocyanine y vit bien concurremment avec d'autres. On observait en peu de temps une coloration d'un beau vert bleu fluorescent. La liqueur agitée avec du chloroforme se dépouille de la pyocyanine; la partie surnageante garde une coloration verte et une fluorescence prononcée qu'accroissent encore les alcalis (1). Le développement des organismes semble favorisé sur les linges émergés maintenus humides par capillarité, sans doute par la multiplication des points de contact avec l'air. La couleur s'y accumule en effet dans les parties les plus élevées. J'ai obtenu dans ces conditions une série de succès pendant huit jours consécutifs du 3 au 11 avril. Une occupation différente a mis un terme à ces expériences, non l'insuccès.

Le développement fut très régulier tout ce temps. Le liquide nourricier put être renouvelé chaque jour. Les mêmes linges ont constamment servi ; ils étaient retournés simplement à chaque renouvellement de la liqueur, de façon que la partie émergente et colorée d'une culture plongeât dans l'expérience suivante. Les vases n'étaient naturellement pas lavés ; on y conservait même quelques gouttes de la précédente culture.

Dans certains cas, le liquide a été coloré en jaune ; l'agitation à l'air rétablissait la couleur verte ; j'ai fourni l'explication de ce fait. Rarement cette teinte a été le résultat, dans les diverses cultures que j'ai expérimentées, d'une production de pyoxanthose ; ce corps résulte, comme on l'a vu, d'une oxydation de la pyocyanine que pouvait favoriser dans l'espèce l'élévation de température jointe à la réaction alcaline des liqueurs. L'organisme ne m'a jamais paru y prendre part en raison de son activité vitale. Cette transformation plus ou moins lente et généralement postérieure au dépôt des microbes par épuisement du liquide nourricier, s'est accompagnée dans quelques cas, pour les milieux albumineux et salivaire, d'une odeur spéciale sur laquelle Girard a appelé l'attention au sujet des panse-

(1) Voir Appendice, note 1.

ments colorés. Elle est douce, aromatique, comparable au
parfum de différentes fleurs; cet auteur cite le galium,
l'aubépine, la fève tonka. Je l'ai fait sentir à diverses per-
sonnes en qui elle a évoqué le souvenir de l'acacia, du
genêt, du mélilot. Je ne sais à quelle modification chimique elle est liée, ni quel principe lui donne naissance. Elle
n'appartient pas à la vie de l'organisme; elle ne doit
pas davantage être rapportée à la pyoxanthose, quoique
Girard l'ait prétendu. Ce qui peut faire illusion sur ce
point, c'est que le principe odorant suit la pyoxanthose
dans ses dissolvants, y demeure attaché encore quelque
temps après qu'elle s'est déposée par évaporation du
liquide. L'odeur passe cependant à l'air et, en tous cas, la
pyoxanthose obtenue instantanément avec la pyocyanine
par le procédé qui a été décrit est toujours inodore.

J'ai essayé sans succès la culture du microbe dans le
liquide nourricier composé de 0,1 gr. phosphate de
potasse; 0.1 gr. sulfate de magnésie; 0,1 gr. phosphate de
chaux; 0,2 gr. tartrate d'ammoniaque pour 20 c. c. d'eau
distillée; dans le même additionné de 10 gr. pour 100 de
sucre candi. Je n'ai pas mieux réussi dans le milieu que
préconise F. Cohn (1) pour la culture des bactéries pigmentaires; 2 c. c. solution concentrée de tartrate acide de
potasse; 2 c. c. d'acétate d'ammoniaque officinal pour 8 c. c.
d'eau distillée avec traces des sels nourriciers, phosphates
calcique, de potasse, etc.

J'ai dû rechercher si le microbe des pansements bleus
avait été l'objet d'études spéciales. A l'Institut de physio-

(1) Beitrœge zur biologie der Pflanzen. Band I, Heft II, p. 199 et
207.

logie végétale de Breslau, Schrœter observa en 1870 (1) de petits organismes elliptiques, immobiles, dont le développement à la surface de tranches de pommes de terre bouillies coïncidait avec la production d'un pigment bleu foncé, soluble dans l'eau, qui virait au rouge par les acides pour repasser au bleu par les alcalis, à la façon du tournesol. Cohn (2), en 1872, constata dans le liquide nourricier à l'acétate d'ammoniaque l'apparition du pigment bleu qu'il attribua au même organisme (*Bacteridium cyaneum*, Schrœter; *Micrococcus cyaneus*, Cohn). Il le reproduisit par ensemencements. La liqueur était bleue comme une solution de sulfate de cuivre, parfois d'un bleu vert, ou d'un vert poireau, offrant les réactions du tournesol, ne précipitant pas par l'alcool, sans spectre caractéristique. Pour le pus bleu, l'occasion s'offrit à lui d'en observer sur une compresse, sans qu'il en fît une étude approfondie. Avec Schrœter d'ailleurs il rapporte le pus vert à une espèce distincte (*Bacteridium æruginosum*, Schrœter).

Au premier abord, ces auteurs semblent avoir assisté à la production de la pyocyanine par son microbe. Mais l'étude chimique est trop incomplète pour conclure certainement ; après les travaux de Fordos, de Lücke, on est en droit d'exiger l'isolement du principe colorant. On n'est pas moins arrêté par le caractère assigné à l'organisme, l'immobilité. Il est vrai qu'une même espèce peut présenter alternativement l'état de repos ou le mouvement, qui dépendraient du milieu où elle est cultivée (3).

(1) Beitrœge. Band I, Heft II, 1872, p. 122.

(2) Beitrœge, loc. cit., p. 156 et 207.

(3) Hoffmann. Mém. sur les bactéries, Ann. des sciences natur. bot., 1869.

Quoi qu'il en soit, des expériences nouvelles sont nécessaires pour décider ce qu'il faut penser de ces faits par
rapport à ceux que j'ai observés. Si la distinction de deux
espèces en devait résulter, ne conviendrait-il pas de caractériser du terme *pyocyaneus* le micrococcus qui produit la
pyocyanine?

Les cultures que j'ai rapportées plus haut ont nécessité
l'emploi d'une étuve. Depuis le 1ᵉʳ mai, j'ai pu les réussir
à la température ordinaire. La salive m'a servi toujours de
préférence. Les ensemencements se succédaient à huit
jours d'intervalle. La coloration débute par une couche
bleue à la surface où s'étend un léger voile (mycoderme).
Elle se répand dans le volume total du liquide, de quinze
à vingt centimètres cubes, ce qui demande une semaine.
Elle accroît encore d'intensité les jours suivants.

IV

APPLICATIONS CLINIQUES.

Le service des blessés du Val-de-Grâce a fourni la matière de mes premières recherches sur les pansements
bleus. Je dois exprimer à M. le professeur Chauvel mes
sincères remerciements pour la bienveillance avec laquelle
il m'a ouvert ses salles et a mis ses malades à ma dispo-
sition.

Le premier cas se présenta, l'année dernière, chez un
malade traité pour un eczéma variqueux de la jambe
droite. Le pansement à l'eau émolliente, appliqué le 27
septembre, offrit à partir du 12 octobre des colorations
bleue et verte.

Un second cas se manifestait le 5 novembre dans un
pansement à la ouate et à l'alcool camphré sur une plaie
contuse du genou.

Les linges de ces deux blessés servirent de point de
départ aux expériences, en milieu salivaire d'abord, comme
je l'ai rapporté.

En janvier, il apparut des cas nouveaux.

Je retrouvai les mêmes caractères aux linges, le même
organisme par les essais de culture. Il fallait s'y attendre
désormais, la cause reconnue du phénomène résidant dans
un de ces organismes dont la vitalité extrêmement résis-
tante, assoupie un certain temps, se réveillant aux circonstances favorables, peut se manifester ainsi à des inter-

valles éloignés (1). Le milieu était à ce point de vue infecté. Aussi bien les recherches de ce côté n'apprendraient rien plus et l'accumulation d'exemples tirés du même service ne pouvait permettre de généraliser la cause de la coloration bleue des pansements.

J'eus bientôt l'occasion d'étudier des linges d'une autre origine. Ils provenaient du service de M. le professeur Lefort, à l'Hôtel-Dieu. Le phénomène avait apparu d'abord pour ne durer qu'un jour (13 mars) sur une plaie par débridement d'une tumeur blanche du coude suppurée. Trois semaines après, il se reproduisait sur un autre opéré du service. (Débridement pour une périostite du fémur suppurée ; pansement à l'alcool camphré.)

Les linges qui me furent remis (2 avril) provenaient de ce dernier cas. L'observation microscopique directe, avec l'habitude que j'avais de l'organisme me permit de le reconnaître entre plusieurs, d'ailleurs en quantité dominante. Ce fait fut confirmé par un beau développement dans la salive, suivant la méthode que j'ai indiquée.

Le 25 avril, j'ai reçu de mon ami M. Battandier, professeur à l'école d'Alger, les linges colorés récents d'un pansement de Lister, provenant du service de M. le professeur Bruch, à l'hôpital de Mustapha. Déjà en janvier et février s'était produite dans la salle Saint Nicolas une véritable épidémie de pansements bleus dont un échantillon m'était arrivé décoloré. Je pus extraire dans les deux cas de la pyocyanine et revivifier l'organisme des linges les plus récents.

En mai dernier, j'ai relevé deux cas dans le service de

(1) Un fragment d'épiderme bleu a servi à reproduire après deux ans la coloration, dans une expérience de Girard.

M. Richet à l'Hôtel-Dieu, dans le pansement d'un anus artificiel (salle des hommes) et sur une brûlure de la face et du cou (salle des femmes). Ils ont donné lieu aux mêmes constatations.

En présence de ces faits, sans nier qu'il puisse exister d'autres causes des colorations bleue et verte des pansements, il est permis tout au moins d'insister sur la fréquence de la cause que j'ai approfondie et dont les manifestations se sont produites sur des points aussi éloignés.

Elle s'applique aussi bien aux faits anciennement observés pour en faire comprendre les diverses particularités. Quelle autre cause qu'un contagium vivant rendra mieux compte de cette propagation rapide, de ces épidémies véritables de pansements bleus? Un mince filament de charpie bleui est le point de départ de la coloration de tout un pansement. Où la transmission n'est pas provoquée ainsi par une expérience, elle ne s'est pas moins effectuée en réalité : quelques organismes restés aux doigts des panseurs, sur un instrument commun, suffisent avec la facile multiplication de ces petits êtres. Enfin, quand on ne trouve pas un contact comme cause (et combien ce doit être la plus fréquente à défaut d'une propreté minutieuse), l'air sera l'agent de transport dans un milieu infecté. On s'explique bien par là les cas de Sédillot et de Longuet, développant la coloration bleue dans des linges humides sous une cloche ou sur des membres sains sans l'intermédiaire d'un linge bleu. C'est aussi par l'air qu'un milieu jusqu'alors indemne pourra être contagionné et l'on comprend que par rapport à cette provenance la chambre d'un malade en ville se trouve dans les mêmes conditions qu'une salle d'hôpital. L'air transporte constamment de ces germes.

C'est un fait mis à profit à l'Institut de Breslau pour

l'étude des bactéries pigmentaires. Des tranches de pommes de terre bouillies sont abandonnées à l'air et se recouvrent des différents pigments que les bactéries produisent. De la même façon, les linges imbibés de sérosité d'un pansement s'offrent comme un terrain très favorable au moins à l'espèce qui produit la pyocyanine.

C'est avec des caractères constants que le phénomène se montre sur les pansements. Comme en témoignent toutes les observations, la couleur bleue est propre aux parties superficielles ; dans les couches profondes c'est une couleur verte, tirant parfois sur le jaune. Il faut l'attribuer, soit à un mélange du bleu avec la couleur jaune du pus, soit à la réduction de la pyocyanine par ce produit de sécrétion ou par les organismes mêmes, comme dans les couches inférieures des liquides de culture. Il est rare, comme on l'a dit que la pyoxanthose y contribue. Il faut reconnaître cependant que poursa production rapide, les pansements offrent des conditions particulièrement favorables par l'état de division où ils présentent la pyocyanine au contact de l'air

Parfois, à la suite d'altération du pus, une formation d'acides s'est produite, qui révèle la nature du principe colorant : au contact la couleur bleue passe au rouge. Il faut tenir compte enfin des observations des auteurs allemands et l'attention doit être désormais attirée sur 'odeur spéciale qui peut accompagner les pansements bleus. Elle aurait dans plusieurs cas, avant la levée même de l'appareil, permis d'annoncer la coloration. (Lücke, Girard, Bergmann.)

Gessard.

La connaissance exacte de la cause doit aider présente-
-ment à interpréter ou à pressentir les circonstances où se
produit le phénomène, ses diverses particularités cliniques. Il n'y a guère à reprendre ni à ajouter sur ce point
aux conclusions des auteurs. Dans l'ignorance des causes
et du sens exact qu'il fallait attribuer à ces faits extraordinaires, on devait s'attacher aux moindres détails dont
s'accompagne leur apparition. Le mémoire de Longuet,
avec des vues nouvelles, résume bien ce qui s'est dégagé
des observations antérieures.

On avait ainsi noté, ce que nous n'aurons pas de peine à
concevoir, que le sexe, l'âge, la constitution des malades,
leur état général sont dépourvus d'influence ; que le début
de la coloration est brusque, sans accident prodromique,
soit du côté de l'état local des plaies, soit du côté de l'état
général des malades. La disparition non moins brusque,
l'intensité ou l'étendue de la coloration variable aux différents jours, sa durée inégale, ayant compris de un jour à
un an (1) sans qu'on doive considérer encore ce dernier
terme comme limite extrême, trouvent aussi bien leur
explication dans les propriétés vitales d'un organisme,
dans sa résistance plus ou moins grande aux variations
diverses, souvent inappréciables pour nous, du milieu :
changement de composition chimique; développement
parallèle d'une espèce antagoniste.

(1) Obs. V de Delore, in Gaz. méd. de Lyon, 1860, curieuse à un autre
titre. Il s'agit d'une fille de 19 ans, atteinte de tumeur blanche suppurée du genou. Sur sept orifices fistuleux, un seul fournit du « pus
bleu », fait difficilement conciliable avec l'opinion même de Delore que
l'altération de la sécrétion est d'origine centrale : modification de l'hématine.

Une cause semblable devait induire Vœlker en erreur, quand il faisait dépendre des linges la coloration, pour l'avoir vue disparaître par l'emploi de linges préalablement lavés à l'acide acétique : ils pouvaient retenir quelques traces de cet acide ; l'influence de doses infinitésimales d'un principe chimique, que nos réactifs sont impuissants à déceler, ne peut plus étonner après les faits constatés par M. Raulin dans le développement de l'*Aspergillus niger*.

Quant aux plaies (1), leur nature (2), leur âge, leur situation n'importent pas davantage. Un certain degré d'humidité est la condition nécessaire et suffisante à la production du phénomène, qu'elle soit due à l'espèce de pansement appliqué ou à l'exhalation de sérosité à la surface des plaies. Cette condition réalisée, la nature du pansement devient indifférente. On employait les plus variés dans le service de la Charité où se produisit l'épidémie qu'observa Longuet : eau pure, cataplasmes, glycérine, cérat, eau phéniquée, eau alcoolisée, alcool. Le phénomène s'est produit aussi dans le pansement de Lister (Observations de Girard, épidémie de l'hôpital de Mustapha). L'effet d'un agent parasiticide certain (3) peut être annihilé par

(1) Pour le détail des observations cliniques, se reporter aux sources in notes de l'historique ; adde : Guntner, Oesterreich. Zeitschrift für practische Heilkunde, 1860.

(2) Colorations bleues dans l'eczéma : Hardy, art. chromhydrose, in Dict. de Jaccoud ; dans l'otorrhée : Zaufal, in Jahresber, der ges. medicin, 1872 ; Urbantschitsch, Mal. de l'oreille, 1881.

(3) Mosetig-Moorhof, in Schmidt's Jahrbuch, mars 1882, a vu une coloration bleue persister plusieurs jours avec le pansement à l'iodoforme Début brusque, coïncidant avec une sécrétion séreuse de la plaie, disparition brusque, ce sont bien les caractères qui se rapportent à la pyocyanine, si la réaction chimique n'a pas été faite.

sa dilution dans une sécrétion abondante. Tout est subordonné aux cas particuliers. Certaines circonstances même pourront présenter des conditions spécialement favorables. Ainsi d'excellents milieux de culture sont réalisés dans l'eau émolliente où Sédillot remarquait que le phénomène apparaît le plus volontiers; dans l'imbibition des linges par la salive (cas de Bergmann) ou dans le mélange au pus de l'urine qu'offrait un des cas observés en janvier dans le service de M. Chauvel (fistule uréthro-périnéale). Ces faits étaient prévus ou vérifiés par les expériences de laboratoire. Il en est de même des propriétés des sérosités (vésicatoires, phlyctènes) et de la sécrétion sudorale. Le cas étudié par Eberth n'est pas isolé en effet.

Schwarzenbach (1) a eu les réactions de la pyocyanine dans la sueur bleue d'un tétanique; il signalait la coexistence d'une matière jaune unie à la graisse (pyoxanthose). Une observation plus ancienne est due à Schottin (2) qui constata par les acides la réaction analogue à celle du tournesol. Dans l'observation n° 2 de Girard (3), la coloration primitivement apparue sur le pansement d'une amputation de cuisse, s'étendit aux sueurs profuses, résultant de la pyémie; tout le lit du malade en était coloré. En 1879, M. Andouard (4) a trouvé la pyocyanine dans une sueur bleue, provenant d'un albuminurique. Toutefois on n'attribuera pas à la modification de ce pigment en milieu acide, comme dans le cas cité de Broca, la coloration

(1) Schweizerische Zeitschrift f. Heilkunde, t. II, 1863.

(2) Nordamerikanische monatsber, f. natur. Heilkunde, juni 1852. D'après Schwarzenbach.

(3) In Deutsche Zeitschrift, loc. cit.

(4) Journ. de médecine de l'ouest, 1879

rouge du linge par la sueur de l'aisselle, qu'on observe surtout chez les femmes. Elle ne serait pas moins d'origine bactérienne (1) ; mais comme j'ai pu m'en assurer, elle a des réactions chimiques différentes.

Dans d'autres circonstances qui n'intéressent pas moins la clinique, c'est l'urine qui peut devoir à la pyocyanine une coloration bleue ou verte, étant si bien appropriée au développement du microbe. M. A. Robin (2) paraît avoir observé des cas semblables.

Le lait serait coloré en bleu par un autre organisme (3). Je n'ai pas réussi à y cultiver le microbe de la pyocyanine.

On n'a pas distingué entre les différentes saisons pour la fréquence des pansements bleus ; mais il a paru à plusieurs auteurs que les cas étaient plus nombreux ou redoublaient d'intensité de coloration après un orage. Le fait est en rapport avec ce qu'a observé M. Miquel (4) pour les microbes en général.

Quant au pronostic qui devait préoccuper avant tout les observateurs de pansements bleus, on a admis généralement que le phénomène n'a d'influence ni sur l'état local des plaies, ni sur l'état général des malades. Notre connaissance de la véritable cause s'accorde-t-elle avec cette opinion et ne laisse-t-elle pas prévoir des circonstances qui la contredisent ? Plusieurs auteurs ont adopté même

[1] Eberth in Virchow Arch. loc. cit.; Babesin, in med. Centralblatt, mars 1882.

[2] Soc. de biologie, séance du 15 mars 1879.

[3] Beitræge, Z. Biol. d. Pflanren, 1880.

[4] Annuaire de l'observ. de Montsouris, 1879.

un pronostic favorable : dans quelle mesure les notions acquises justifient-elles leur conclusion ?

L'expérimentation physiologique doit répondre à ces questions. La cause reconnue dans l'existence d'un organisme avec son produit de sécrétion, on doit se préoccuper d'une pénétration possible dans l'économie. J'ai rapporté le résultat d'une injection de deux milligrammes de pyocyanine à des oiseaux. Les symptômes constatés ont été l'essoufflement, le vomissement, l'incapacité durant quelques heures de se tenir sur les jambes ; il n'y a pas eu mort en tous cas. Au poids moyen de 15 grammes pour les animaux en expérience, on voit quelle tolérance offrirait l'homme, en admettant qu'une quantité proportionnelle pour sa masse imbibât les pansements et pût être absorbée.

Convenait-il d'essayer encore les effets de l'organisme même introduit dans la circulation ? La clinique et la pratique chirurgicale ne me paraissent pas intéressées aux résultats de cette expérience. Pour toute plaie qui est une porte ouverte dans l'économie, l'invasion des germes est à redouter de deux origines : par l'air et l'ensemencement immédiat ou par les pansements qui offrent un terrain si favorable à différentes espèces.

Contre le premier danger menaçant pendant l'opération ou au renouvellement des pansements, on sait quelle protection réalise la méthode de Lister qui a réduit les complications parasitaires les plus terribles. Le nombre et la variété des germes que transporte l'air incessamment l'impose dans tous les cas au chirurgien, et ainsi l'on est assuré contre le microbe de la pyocyanine, quelle que dût être son action physiologique, au même titre que contre les plus redoutables. Il a résisté en revanche à toutes les précautions qu'accumule dans le pansement la méthode antiseptique. Mais ses propriétés sont, ici les plus sûres garanties contre lui-même pour la préservation des plaies. Il suffit de rappeler ce caractère aérobie, la tendance qui en résulte vers les couches superficielles des pansements, le développement centrifuge, dans un sens contraire à la plaie, loin du produit de sécrétion complexe qui lui est funeste. Ainsi, par rapport à la pénétration dans l'économie, la prophylaxie contre l'organisme assurée par ses propriétés mêmes, sinon dans tous les cas par nos méthodes perfectionnées de pansement, l'innocuité reconnue du principe chimique qui pourrait seul arriver au contact de la surface absorbante, le phénomène devient indifférent au point de vue du pronostic. Mais on l'élève bientôt au rang de circonstance favorable, et l'on ratifie sur ce point l'opinion des auteurs si l'on songe qu'un milieu « déjà envahi par un ferment organisé ne permet que difficilement le développement d'un autre organisme ayant les mêmes besoins d'existence. » Le pansement occupé par le microbe de la pyocyanine (1), peut être par cela même protégé contre l'invasion des autres espèces, dont quelques-unes sont si funestes à l'économie où une plaie leur donne accès.

Il semblerait donc qu'on dût plutôt favoriser le développement de la coloration bleue que chercher à la supprimer. Il faut reconnaître du reste que les chirurgiens s'en préoccupent peu actuellement et la laissent volontiers subsister. Pour la combattre, le mélange de M. Verneuil me paraîtrait le mieux indiqué :

(1) « L'apparition de la pyocyanine dans les produits de suppuration me paraît être d'un pronostic favorable, du moins quand la matière colorante y existe en quantité notable. » Fordos, loc. cit.

Essence de térébenthine, quelques gouttes ; sulfate de zinc, 15 gr. pour 500 gr. d'eau.

L'essence de térébenthine seule a bien réussi à M. Chauvel : son oxydabilité en antagonisme avec les exigences vitales du microbe peut rendre compte de son action.

On a signalé la coïncidence fréquente de la coloration des pansements avec l'érysipèle. L'origine microbique de cette dernière affection étant admise, des conditions atmosphériques domineraient son apparition ; ce seraient ainsi les mêmes qui favorisent le microbe de la pyocyanine.

On peut de toute façon conclure avec Girard que la coloration bleue des pansements est un signe fâcheux au moins des conditions hospitalières actuelles. Elle implique évidemment une recrudescence dans le nombre ou l'activité des germes qui peut préparer l'éclosion de certaines maladies zymotiques.

Il doit être permis pour un instant de comprendre dans cette classe la coloration bleue des pansements. On n'était pas éloigné de la considérer comme une maladie, quand on l'attribuait à l'altération de divers principes immédiats des humeurs. Et pour nous cette imagination prête à quelques considérations intéressantes.

Pour aucune des maladies de l'homme qu'on est porté à imputer à des organismes microscopiques, la preuve d'une telle cause n'a atteint un aussi grand degré de certitude que pour celle-ci (1). Elle offre un symptôme des plus faci-

(1) Du Cazal et Zuber. Du rôle pathogénique des microbes, in Revue des sc. méd., 1881.

les à constater. Son étude n'est pas en contradiction avec
l'intérêt du malade. Ainsi son apparition dans un service,
son extension à un grand nombre de cas réalise les conditions les plus favorables pour étudier la marche d'une maladie contagieuse épidémique, à *contagium* vivant.

Aucun pansement, avons-nous vu, n'exclut la coloration
bleue, fait important pour cette étude. On pourra considérer *a priori* tous les blessés d'un service en possession de
plaies ou seulement de topiques humides comme en état
de réceptivité ; de même au début d'une épidémie, tous les
habitants d'une localité semblent pouvoir être atteints,
quand aucune différence fondamentale ne les distingue
extérieurement. Mais, comme dans ce dernier cas, on as-
sistera à des faits singuliers. De deux pansements rigou-
reusement semblables un seul se colorera ; la contagion
passera plusieurs lits, se limitera de préférence à une
salle, malgré la diffusibilité de la cause reconnue. Dans
l'épidémie de la Charité, sur trois salles dont se com-
pose le service de M. Gosselin, une offre quatre fois
plus de cas que les autres ; dans les salles de M. Trélat,
qui sont voisines, un seul cas, encore peu prononcé, paraît
durant toute cette période. Ne voit-on pas ainsi, dans un
même hôpital, des salles vouées en quelque sorte à l'érysipèle, aux complications des plaies, et d'autres, voisines
ou peu éloignées, demeurer comparativement indemnes
ou présenter dans les symptômes une bénignité marquée ?
La théorie parasitaire de certaines maladies épidémiques
doit, semble-t-il, recevoir quelque appui des faits observés
dans le processus épidémique d'un phénomène dont l'origine parasitaire est bien démontrée. Ces faits d'apparente
sélection ne sont donc pas incompatibles, comme on l'a

dit (1), avec une origine parasitaire. Si l'on a pu appliquer à la pathologie le résultat d'expériences dans des tubes sur des infusions diverses (2), cette généralisation doit être à meilleur droit autorisée de phénomènes qui, comme la coloration bleue des pansements, offrent dans leurs conditions de production une si grande ressemblance avec certains phénomènes morbides. On doit souhaiter pour ces raisons que toute épidémie de pansements bleus qui se produira désormais, soit dans sa marche et dans ses manifestations 'objet d'une étude attentive et d'observations détaillées.

(1) Chauffard. Etiologie de la fièvre typhoïde. Bull. de l'Acad. deméd. 2ᵉ série, t. VI, 1877.

(2) Tyndall. Les microbes, 1882.

V

I. Différents liquides organiques peuvent devoir une coloration bleue à un principe chimique défini : la pyocyanine. L'action d'un acide qui fait passer la couleur au rouge sert à la caractériser.

Les propriétés de la pyocyanine et de ses dérivés rendent compte de quelques autres phénomènes de coloration.

J'ai étudié ces faits. J'ai vérifié les réactions du principe chimique et ajouté quelques-unes à celles qu'ont indiquées les auteurs. C'est un alcaloïde qui doit être rapproché des alcaloïdes cadavériques.

II. La pyocyanine est le produit de sécrétion d'un organisme microscopique. Il trouve dans les liquides de l'économie les conditions favorables à son développement.

J'ai cultivé cet organisme dans différents milieux et décrit ses caractères.

III. La coloration bleue de cette origine, dans les circonstances pathologiques où elle apparaît, souvent sous forme épidémique, n'affecte pas le pronostic ou prend dans certains cas (pansements) une signification favorable.

APPENDICE.

Note I. — Les cultures du microbe de la pyocyanine dans la salive et l'albumine en vases ouverts peuvent présenter un phénomène qu'il est important de connaître. Le liquide ensemencé, bleu verdâtre ou vert, offre une fluorescence remarquable. Après l'extraction de la pyocyanine par le chloroforme, la liqueur surnageante reste verte et fluorescente. Cette coloration se rattache à la présence dans les liquides de culture d'un microbe particulier. Les conditions d'expérience où il m'apparaissait laissaient libre accès aux différentes espèces. Il s'agissait, comme j'ai dit, non de poursuivre la culture de l'organisme isolé, mais d'obtenir une certaine quantité de pyocyanine. L'espèce nouvelle ne mit pas obstacle à ce résultat. Les deux organismes se sont développés parallèlement, remplissant chacun sa fonction propre, durant toute la série des cultures dans la solution d'albumine.

C'est le milieu particulièrement favorable à l'organisme dont il est question. M. U. Gayon a observé les faits suivants dans les œufs en voie d'altération (1). » Le premier phénomène sensible est une coloration verdâtre sur différents points des membranes et du blanc. Elle s'étend et tout le blanc est bientôt transformé en un beau liquide vert, dichroïque, homogène et limpide. Ce phénomène est

(1) Gayon. Recherches sur les altérations spontanées des œufs. Th. de la Fac. des sciences, 1875.

en rapport avec le développement d'un organisme en bâtonnets, aérobie, très agile... » C'est cette action que j'observais dans mes liqueurs au blanc d'œuf. J'en ai souvent constaté les effets dans des échantillons d'albumine desséchée du commerce. Les procédés de préparation sont éminemment favorables au développement des germes. Certaines portions avec une teinte verte prononcée, rappellent par la fluorescence l'aspect des sels d'urane.

On peut supprimer le milieu albumineux et obtenir les mêmes effets du transport de l'organisme dans différents liquides salins. Il est ainsi évident que la fluorescence verte est due à un produit de sécrétion du microbe. J'ai employé une liqueur ainsi composée : phosphate de soude, 1 gr. ; phosphate de chaux, 1 gr. ; sulfate de magnésie, 1 gr. ; sulfate de potasse, 1 gr. ; tartrate ou succinate d'ammoniaque, 2 gr. pour 200 c. c. d'eau distillée. J'ai fait dans ce milieu une série de treize cultures successives de l'organisme isolé, pendant le mois de mai 1881, à la température ambiante. Cohn qui a observé le phénomène dans les mêmes conditions (liquides albumineux et salins), en a bien décrit les phases dans l'étude des bactéries pigmentaires (in Beitræge, Heft II, 1872). C'est d'abord un aspect louche, blanc laiteux du liquide ensemencé, puis se forme à la surface une couche d'un demi-centimètre, comme gélatineuse (*zoogloéa*), verte, et la coloration se propage à tout le liquide. Il l'attribue à un *micrococcus* (*M. chlorinus*) (1). Ailleurs (2) il est question des mêmes effets coïncidant avec le développement du *bacterium termo*. C'est à cette

(1) Pages 151, 209.
(2) Pages 197, 208 et Eidam, in Heft III, p. 211.

espèce que M. Gayon rapporte la bactérie qui transforme le blanc d'œuf.

M. Miquel a observé le même phénomène de fluorescence verte dans le développement de la bactérie qu'il a isolée et décrite sous le nom de *bactérie commune*. Elle est très mobile, aérobie, elle se multiplie rapidement à la température de 30 à 35°. Il faut plus de temps, mais je ne l'ai pas moins vue prospérer en milieu albumineux ou salivaire par les basses températures de l'hiver. Le liquide où elle vit a une réaction alcaline; la coloration et la fluorescence persistent après le dépôt des organismes après épuisement du milieu nourricier.

Cette bactérie est abondamment répandue autour de nous, dans l'air, dans les eaux. C'est l'origine de son apparition dans les solutions albumineuses ; elle peut aussi, comme l'a démontré M. Gayon, être contenue déjà dans l'œuf, introduite par l'oviducte de la poule Je ne doute pas pour moi qu'elle n'existe également dans la cavité buccale de l'homme en santé. J'ai plusieurs fois fait l'expérience suivante.

De la salive parotidienne que j'appellerais volontiers salive pure, et de la salive mixte ou impure (1), comme on l'a vu, au point de vue des organismes microscopiques, étaient recueillies séparément dans des ballons stérilisés, en me plaçant dans des conditions identiques de temps, de lieu, etc. Les deux ballons étaient abandonnés, fermés d'une ouate flambée. La salive mixte acquérait bientôt les propriétés si remarquables de couleur et de fluorescence, en même temps que l'organisme y fourmillait parmi beaucoup

(1) Ce sont les termes mêmes de Tiedemann et Gmelin, dans leur Traité sur la digestion, etc., paru en 1827.

d'autres. La salive parotidienne n'était pas modifiée au bout du même temps ; elle n'était pas moins propre cependant au développement de la bactérie, si on l'y ensemençait,

Pour certains degrés de dilution et d'alcalinité, la fluorescence est le phénomène dominant, dont l'aspect violacé rappelle la dissolution de sulfate de quinine. Mon collègue, le Dr Brenac (1), signale cette particularité dans des salives rendues sous l'action de la pilocarpine : « elles prenaient, après quelque temps, l'aspect d'une solution de sulfate de quinine avec un dichroïsme très marqué. »

Je me suis assuré, comme M. Miquel, que l'organisme se cultivait bien dans l'urine, ce liquide prend alors une fluorescence verte. Ce fait doit apparaître spontanément dans certains cas, en raison de la grande diffusion de la bactérie. C'est en effet ce qu'observa Schœnbein (2) dans des urines abandonnées à l'air. Il remarquait très justement l'analogie d'aspect qu'offrent ces liquides avec une solution étendue d'albumine placée dans les mêmes conditions.

Dans d'autres circonstances, des infusions de nature diverse ont pu fournir un milieu de culture favorable (3).

J'ai trouvé fréquemment la coexistence de la bactérie et du microbe de la pyocyanine dans les pansements que j'examinais. Elle s'offrait à Schwarzenbach (4) qui note la fluorescence du liquide exprimé des linges dans son observation de sueur colorée.

La bactérie peut être la cause de certains cas de pus vert.

---

(1) Brenac. Recherches sur le jaborandi, etc. Th. de Lyon, 1881.
(2) Journal für praktische chemie, t. XCII, 1864.
(3) Tyndall. Les microbes.
(4) Loc. cit.

N'ya-t-il pas lieu à un rapprochement avec le *bacterium æruginosum* de Schrœter qui est si voisin par ses caractères du bacterium termo, auquel M. Gayon attribue le phénomène? Ces espèces avec la bactérie commune de Miquel et le micrococcus chlorinus de Cohn ne pourront-elles pas se fondre et constituer une espèce unique ou deux au plus, à la suite d'une étude plus approfondie?

La fonction physiologique qui, dans l'état de la science, doit être la base de la distinction des espèces, autorise cette manière de voir. Elle confond ces organismes si rapprochés déjà par la forme et les dimensions.

Cohn, en effet, assigne à la liqueur où il a développé son micrococcus chlorinus la réaction chimique que me donne le produit des cultures faites dans les conditions où opèrent MM. Gayon et Miquel. C'est la réaction donnée par Schœnbein (1): une faible quantité d'acide abolit la fluorescence, elle est ramenée ou accrue par les alcalis, « d'où il est évident que la matière fluorescente se comporte comme l'esculine, et différemment au contraire du sulfate de quinine. » Schœnbein insistait sur l'intérêt qui s'attache à la détermination de cette matière fluorescente et qui ne fait que croître avec la connaissance de son origine. Je n'ai pas obtenu de mes recherches dans ce sens des résultats dignes d'être mentionnés.

Note II. — Je ne peux pas me dispenser de dire ici quelques mots des appareils où j'ai fait mes cultures. En les adoptant, je cédai au besoin, non d'innover, ce qu'on ne comprendrait pas, mais de réduire les frais du matériel

---

(1) Loc. cit.

généralement employé, et qui est assez coûteux. Je rapporte les modifications que j'ai introduites, pour qu'on puisse juger si la rigueur de la méthode n'en était pas compromise, non plus que l'exactitude des expériences.

Je me suis servi de petits ballons soufflés à l'extrémité d'un tube à essais, d'une capacité de 15 à 20 cc. Après les avoir stérilisés, le liquide de culture, dont je préparais 200 cc. à la fois, y était transvasé et éprouvé à l'étuve, avant l'ensemencement, selon les règles et avec les précautions ordinaires.

Je préférai bientôt des ballons d'une capacité de 30 cc. environ, pris dans le commerce. La quantité de liquide nourricier d'une culture y était directement stérilisée ; ce qui supprimait le transvasement, où il m'arrivait assez souvent d'échouer. Ces ballons étaient plus faciles à fermer à la lampe que les ballons de réserve de 200 cc.; ils cassaient moins dans l'opération de la stérilisation ou exposaient à moins de perte et de danger en cassant.

Pour les ouvrir, après avoir contourné le col d'un trait de lime, je le plongeais à ce niveau dans une flamme de gaz. La partie supérieure tombait sous l'expansion par la chaleur de l'air intérieur du ballon, ou par un léger choc. L'orifice découvert baignait ainsi dans la flamme; sans la retirer, j'adaptais le couvercle.

C'était, pour les deux espèces de ballon, un fragment de tube ouvert aux deux bouts, étiré seulement sans être fermé à une extrémité, ayant ainsi la forme du couvercle de la lampe à alcool. Du coton y était modérément tassé après avoir été mis en contact dans toutes ses parties avec le fond d'une capsule en porcelaine, assez chaude pour le roussir, non pour l'enflammer. Le couvercle ainsi garni était alors passé dans la flamme, puis appliqué sur l'ori-

fice du ballon qu'il embrassait. Le coton reposait directement sur les bords de l'ouverture. Quelques parties pouvaient se détacher à ce contact et tomber dans l'intérieur;
c'étaient des filaments presque carbonisés; ils n'altéraient
pas le liquide de culture. J'ai conservé, dans des conditions
semblables, l'urine, la décoction de carottes ; or, ce dernier
liquide est des plus altérables.

 Les ensemencements étaient faits au moyen d'un agitateur flambé ou d'un tube capillaire. Le liquide s'y élève
naturellement. On l'en chasse en soufflant préférablement
de l'air des dernières portions de l'expiration (air opti-
quement pur de Tyndall).

Anatomie. — Structure et développement des os.

Physiologie. — Du sperme.

Physique. — Des leviers, application à la mécanique animale.

Chimie. — De l'isomorphisme ; de l'isomérie et du polymorphisme.

Histoire naturelle. — Etude comparée du sang, du lait, de l'urine et de la bile dans la série animale, procédés suivis pour analyser ces liquides.

Pathologie externe. — Anatomie pathologique des anévrysmes.

Pathologie interne. — Des complications de la rougeole.

Pathologie générale. — Des constitutions médicales.

Anatomie pathologique. — Des kystes.

Médecine opératoire. — Des différents procédés de réduction des luxations de l'épaule.

Pharmacologie. — Quelle est la composition du suc des végétaux ? Quels sont les procédés le plus souvent employés pour les extraire, les clarifier et les extraire ? Qu'entend-on par sucs extractifs, acides, sucrés, huileux, résineux et laiteux ? Quelles sont les formes sous lesquelles on les emploie en médecine ?

Thérapeutique. — Des sources principales auxquelles se puisent les indications thérapeutiques.

Hygiène. — Du tempérament.

Médecine légale. — Exposer les différents modes d'extraction et de séparation des matières organiques pour la recherche des poisons.

Accouchements. — Du bassin à l'état osseux.

Vu par le président de thèse,
BOUCHARD.

Vu et permis d'imprimer,
Le vice-recteur de l'Académie de Paris,
A. GRÉARD.

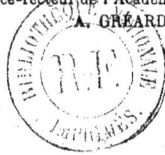